TRIBUT

A LA SOCIÉTÉ MÉDICALE D'AMIENS

PAR

LE DOCTEUR A. LEROY

1873-1874.

AMIENS

IMPRIMERIE ALFRED CARON FILS ET Cⁱᵉ

73, rue du Lycée et Boulevard Fontaine, 52.

—

1875.

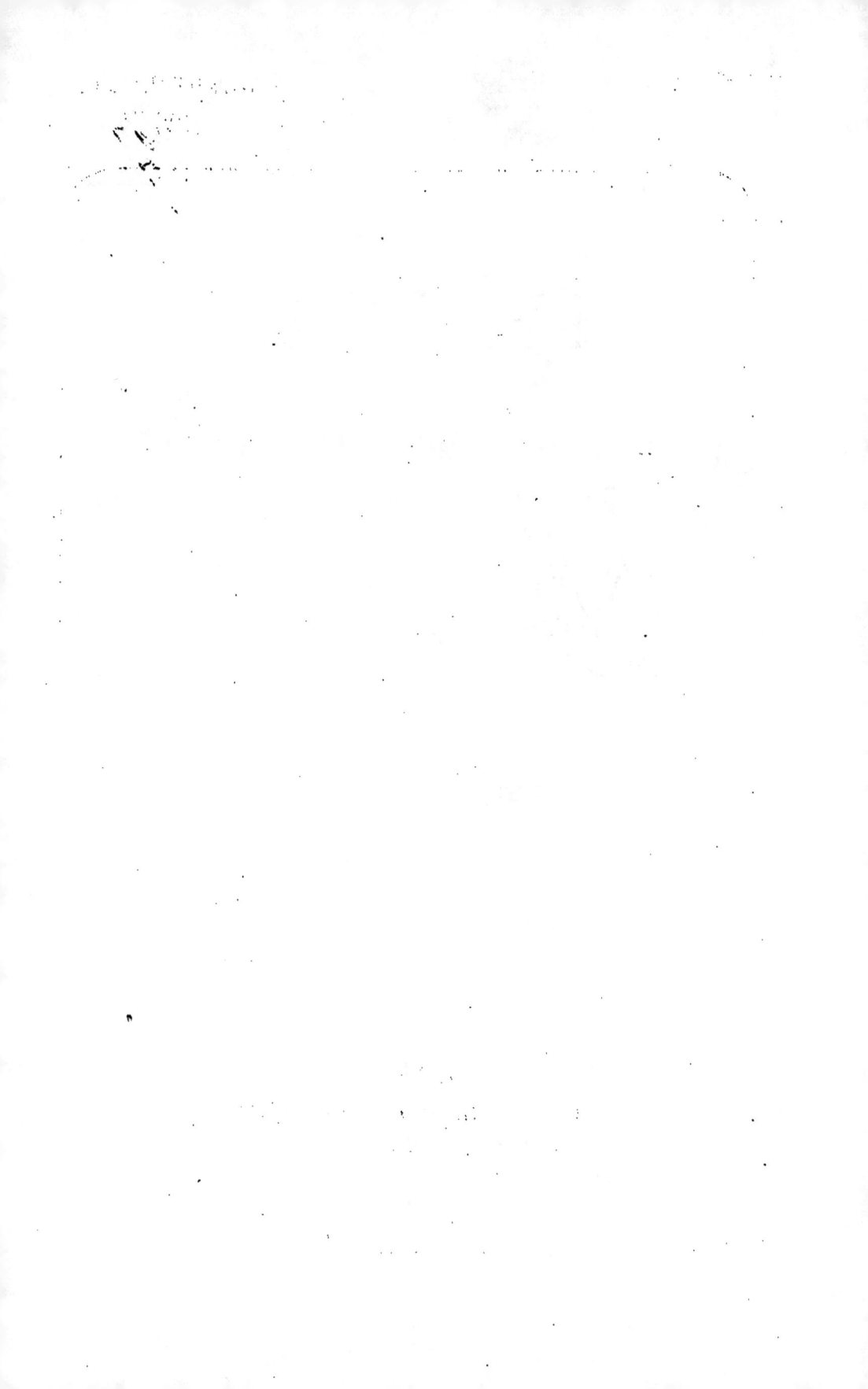

TRIBUT

A LA SOCIÉTÉ MÉDICALE D'AMIENS

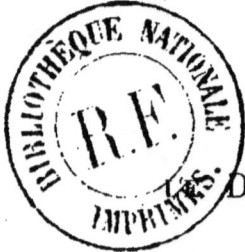

PAR

LE DOCTEUR A. LEROY

1873-1874.

AMIENS
IMPRIMERIE ALFRED CARON FILS ET Cie
73, rue du Lycée et Boulevard Fontaine. 52.

1875.

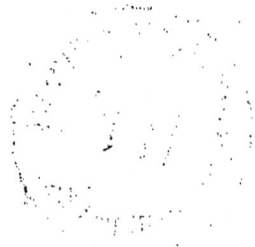

RÉSECTION

DE L'ARTICULATION MÉTATARSO-PHALANGIENNE
DU GROS ORTEIL

Par le docteur A. LEROY.

Messieurs,

C'est le cœur bien confiant que je prends place pour la première fois au sein de cette société savante. Le temps strictement exigé par vos règlements s'est à peine écoulé depuis que, quittant les bancs de l'école, je suis venu exercer l'art si difficile de guérir, et déjà vous voulez bien m'admettre à l'honneur de m'asseoir parmi vous. Je suis très-touché, Messieurs, de cette bienveillance, et vous en remercie. Presque tous vous avez guidé mes premiers pas dans l'étude si délicate de la médecine, et en sollicitant mon admission dans la Société médicale, mon intention a été d'écouter encore les conseils de votre expérience, et de chercher un encouragement dans mes travaux.

J'ai pensé pouvoir vous présenter dès aujourd'hui une observation que j'ai recueillie à Paris à l'hôpital Necker. Il s'agit d'une résection du gros orteil pratiquée par M. F. Guyon, dans le service duquel je me trouvais alors. Permettez-moi, à ce sujet, quelques considérations générales sur cette opération.

La résection des phalanges des orteils est peu acceptée par les chirurgiens, qui lui préfèrent l'amputation; ils admettent volontiers la résection des doigts, à cause de la

très-grande utilité de ces organes ; mais les orteils ne ser-
vant qu'à la sustentation, à la locomotion, ne trouvent pas
la même grâce devant leurs yeux. La plupart vont plus loin ;
non-seulement cette opération ne leur semble pas chose
acceptable, mais il la trouvent désavantageuse ; elle laisse,
disent-ils, un membre à peu près inutile, et elle amène une
gêne qui, plus tard, quelquefois, nécessite l'amputation.

Les chirurgiens cependant distinguent entre les orteils.
Da résection qu'ils blâment pour les quatre derniers, ils
l'approuvent lorsqu'il s'agit du gros ; un certain nombre
d'entre-eux l'ont faite, et les auteurs nous disent tous que
si cette opération est favorable, elle ne peut l'être que pour
le premier. Moins brillante pour l'opérateur que l'amputation, moins facile à pratiquer, la résection du gros orteil
est, au point de vue du patient, suivie d'une guérison
peut-être moins rapide et moins radicale, mais elle est
surtout moins dangereuse. L'extrêmité antérieure du premier métatarsien, mise à nu par l'amputation, est difficile-
ment recouverte par les parties molles, à cause de son
volume relativement très-considérable ; de plus, les gaînes
tendineuses, largement ouvertes, sont une voie par trop
favorable aux fusées purulentes, et, par cela même, à la
mort.

Préférable comme opération, la résection du gros orteil
est avantageuse surtout par ses résultats. Ou bien l'amputation a été faite dans l'articulation métatarso-phalangienne, ou bien elle a emporté aussi la tête du métatarsien ;
dans le premier cas, non-seulement elle produit une diffor-
mité choquante, ce qui est le moindre inconvénient, mais
elle amène un continuel danger, car elle laisse cette extrêmité antérieure, formée par une tête osseuse volumineuse
recouverte par une cicatrice des parties molles, exposée à
de douloureux froissements ; dans le second, en enlevant

avec les phalanges la tête du métatarsien, comme la plupart des chirurgiens le font depuis Le Dran, elle prive le pied de ce point d'appui si utile qui, l'empêchant de se renverser en dedans, rend plus solide la base de sustentation. La résection au contraire, conservant les tissus mous et une partie du tissu osseux, laisse au pied ce que j'appellerai son talon antérieur. Dans la station, en effet, le poids du corps repose principalement sur le calcanéum à la partie postérieure, sur le bord externe du pied en dehors, et antérieurement sur la tête du premier métatarsien et sur le gros orteil; dans la locomotion, il s'appuie sur cette extrémité antérieure et interne de la voûte du pied lorsque à chaque pas, le rôle d'agent d'impulsion du membre inférieur étant terminé, le genou se fléchit et le talon s'élève, pour aller dans le pas suivant s'appliquer de nouveau contre terre.

La résection métatarso-phalangienne du gros orteil a été faite pour des lésions traumatiques et pour des lésions organiques. Dans le premier cas, c'est surtout le métatarsien qu'on a réséqué sans toucher à la phalange. Dans certaines luxations, principalement lorsque la phalange est luxée en haut et en dehors, la tête du métatarsien, traversant les téguments, vient faire saillie en dedans, ou en dedans et un peu en bas. Les tendons extenseurs et fléchisseurs du gros orteil suivent la phalange dans son déplacement, et la tête du métatarsien se trouve prise dans une boutonnière formée par le ligament latéral interne en dedans, et le tendon du court fléchisseur en dehors. Cette disposition particulière sur laquelle Brunache appelle notre attention, se joignant au premier obstacle signalé par A. Cooper et dû à la présence des os sésamoïdes, rend la réduction extrêmement difficile, et très-souvent impossible. Tentera-t-on, dans ces cas, la section sous-cutanée des tendons extenseurs et du

ligament latéral interne ? Cette opération a amené des accidents inflammatoires, et obligé une fois de recourir à la
résection. La résection n'est-elle pas alors l'opération la
plus sûre, la plus avantageuse, et la seule indiquée ? Je ne
soutiendrais pas qu'on dût toujours imiter la conduite de
Barbier qui, pour une luxation de ce genre au Val-de-Grâce
en 1795, enleva tout le métatarsien. Il vit son malade guérir en quarante jours, mais un si grand sacrifice était-il né-
cessaire ? L'extrémité postérieure du métatarsien n'avait
pas quitté le cunéiforme, quoique ses ligaments externes
eussent été distendus et déchirés. Larrey fit plus tard la
même opération. Cramer et Laugier enlevèrent seulement
la tête du métatarsien ; l'opéré de Laugier succomba, mais
celui de Cramer fut promptement guéri. Enfin nous lisons
dans les *Mélanges de chirurgie pratique*, qu'un maréchal-
des-logis du 5e dragons avait eu son cheval abattu, et le
pied pris sous l'animal. Tous les orteils étaient luxés en dehors, et la tête du premier métatarsien était sortie par une
plaie transversale au côté interne de l'articulation. M. Josse
père tenta la réduction, mais l'extrémité saillante du premier métatarsien opposait une résistance insurmontable.
M. Josse en fit la résection, la réduction devint alors exces-
sivement facile, et les derniers orteils reprirent presque
d'eux-mêmes leur position normale. Il n'y eut pas d'accident ; la déchirure des téguments était cicatrisée le vingt-
cinquième jour ; au quarantième jour, le dragon put re-
prendre son service ; le gros orteil avait conservé tous ses
mouvements. M. Josse fils m'a dit avoir pratiqué lui-même
cette résection deux ou trois fois dans des cas de luxation ;
je regrettequ'il n'en ait pas recueilli les observations, que
j'aurais été heureux de rapporter ici.

On a fait aussi la résection métatarso-phalangienne du
premier orteil dans des cas de maladie de l'articulation, de

carie des os. Après qu'on a employé inutilement les topiques antiphlogistiques, résolutifs, caustiques ou astringents, lorsque la médication plus bénigne est demeurée sans résultat, on doit songer à la résection. Fricke l'a faite deux fois avec succès. Butcher l'a répétée; quelques mois après, les os semblaient réunis par un tissu fibreux dense, la malade se servait librement de son pied. Moreau, Textor, Roux, Blondin, etc., pratiquèrent aussi cette opération qui paraît avoir été faite pour la carie, la nécrose, et le spina ventosa. Champion a réséqué deux fois avec avantage la moitié postérieure de la première phalange du gros orteil pour cause de carie. M. F. Guyon avait déjà fait une fois à l'hôpital Necker la résection métatarso-phalangienne du gros orteil pour une tumeur blanche. Les suites en furent excellentes. M. Guyon avait après quelques mois revu son opéré, qui marchait parfaitement ; c'est de ce chirurgien même que je tiens l'assurance de ce premier bon résultat.

Voici le second cas, dont j'ai été témoin :

Le 8 avril 1869, entrait à l'hôpital Necker, salle St-Jean, n° 13, le nommé Borel Etienne, blanchisseur, âgé de 17 ans; quatre ans auparavant, il avait déjà souffert du gros orteil et était allé prendre des consultations à l'hôpital de l'Enfant-Jésus; au mois de novembre 1868, lui était survenu un gonflement qu'il attribuait à la gêne causée par son sabot; une tumeur s'était formée au niveau de l'articulation métatarso-phalangienne, un trajet fistuleux s'était ouvert, fournissant une suppuration séreuse.

Le 8 avril, jour de l'entrée du malade, on constate la carie de l'extrémité du premier métatarsien et de la première phalange du gros orteil gauche ; trois trajets fistuleux existent sur le bord externe, l'un à la hauteur de la tête du métatarsien, un second sur la première phalange, un troisième entre les deux premiers et un peu en dehors, au niveau de l'interligne articulaire. L'articulation est gonflée; une faible rougeur entoure l'orifice des trajets fistuleux. M. Guyon fait des injections de teinture d'iode avec compression d'ouate; on pose par-dessus un cataplasme.

Le 11 avril, il est reconnu qu'on ne pourra supprimer la lésion osseuse qu'en supprimant l'os lui-même; le sujet d'ailleurs est scrofuleux; la résection est décidée. M. Gonuy pratique sur le côté externe de l'orteil une incision longue de six centimètres environ; cette incision n'était pas tout-à-fait droite : le chirurgien l'avait fait passer par les trois trajets fistuleux qu'il détruisait ainsi en les reliant par l'instrument tranchant; le bistouri n'intéressa pas davantage les parties molles; le chirurgien, opérant comme dans un tunnel, dénuda et réséqua la tête du métatarsien et la première phalange. En respectant ainsi autant que possible la gaîne osseuse, on fait perdre au malade beaucoup moins de sang, et en conservant les parties fibreuses, on a, comme avantage consécutif, plus de solidité.

Voici les notes que je retrouve sur les suites de l'opération :

Le 14 avril, suppuration légère; la plaie commence à bourgeonner; pansement à la charpie imbibée d'alcool.

Le 17, la plaie est belle, pansement à l'alcool, état général excellent.

Le 19, la portion osseuse est recouverte par des bourgeons charnus, mais ces bourgeons ayant pris un aspect grisâtre, on panse à l'acide thymique. L'orteil est déjà plus solide et renferme des parties fibreuses qui se solidifient de plus en plus.

Le 21, la plaie a bourgeonné considérablement depuis le 19; pas d'apoplexie des bourgeons.

Le 22, le malade ne souffre pas; depuis qu'on emploie

l'acide thymique, la plaie a pris un aspect franchement bourgeonnant; l'ouverture est toujours aussi large et maintenue béante par les pansements.

Le 24, la plaie est dans un état très-satisfaisant ; il y a peu de suppuration ; l'état général est toujours excellent.

Le 30, la plaie bourgeonne activement et se referme vite; suppuration abondante, peu de douleur. La phalange est déjà très-solide.

Du 30 avril, mes notes se reportent directement au 1er juillet, c'est-à-dire deux mois après; à cette époque, nous retrouvons la plaie presque guérie, et l'orteil a recouvré presque toute sa force.

Le 1er juillet, état excellent de la plaie, qui se comble peu à peu.

Le 6, on enlève le moule en gutta-percha dont on avait entouré la phalange et l'extrémité antérieure et interne du métatarse; on réunit les lèvres de la plaie avec des bandelettes de diachylon.

Le 10, état général excellent, les bords de la plaie sont légèrement douloureux, des bourgeons rouges et saignants dépassent son niveau. M. Guyon fait une application de teinture d'iode.

Le 17, la plaie est presque cicatrisée; un peu de douleur près de l'ouverture.

Le 19, on badigeonne avec la teinture d'iode avant l'application des bandelettes.

Le 20, on introduit de la teinture d'iode avec un stylet profondément, dans l'angle postérieur de la plaie.

Le 28, on continue les badigeonnages d'iode.

Mes observations personnelles s'arrêtent là; à cette époque je quittai l'hôpital Necker; à mon retour, au mois de novembre, on m'apprit que pendant mon absence, Borel, dont l'orteil opéré avait repris toute sa vigueur et l'usage de ses fonctions, Borel avait succombé; c'était, je crois, à la phthisie pulmonaire; après sa mort, on avait disséqué l'articulation métatarso-phalangienne; les os avaient été trouvés tout-à-fait sains ainsi que les parties molles, la plaie était fermée depuis longtemps.

M. Sarazin avait publié l'année précédente, c'est-à-dire en 1868, l'observation d'une opération semblable qu'il fit à l'hôpital militaire de Strasbourg. Je vais laisser parler l'opérateur :

« Il s'agit de l'articulation métatarso-phalangienne du gros orteil du pied droit. Au moment où le malade, âgé de 23 ans, fut évacué sur notre service de l'hôpital de Dôle, l'affection remontait à plus d'un an. Elle avait débuté par du gonflement et de la douleur, que le malade attribuait à la pression d'une chaussure mal faite; bientôt la marche était devenue intolérable. Deux tumeurs se formèrent au niveau de l'articulation malade. Elles furent incisées; l'une, située entre le premier et le second orteil, ne contenait, nous dit le malade, que du sang; l'autre, située sur le bord interne du pied, au niveau de l'interligne articulaire, contenait du pus. Les deux incisions restèrent fistuleuses; une esquille osseuse en fut extraite; un stylet passait de l'une à l'autre. Six mois après son entrée à l'hôpital, le malade fut envoyé à l'établissement thermal de Bourbonne. Il ne tira aucun bénéfice de son séjour aux eaux, non plus que des topiques et des injections vineuses ou iodiques auxquelles on eut recours depuis. »

« Au moment de l'entrée de ce malade dans notre service, nous constatons que son état général est aussi bon qu'il peut l'être après son séjour prolongé dans les hôpitaux. L'articulation métatarso-phalangienne est le siége d'une tuméfaction globuleuse, au milieu de laquelle ont disparu les saillies normales et les plis cutanés, et qui s'étend depuis le milieu de la première phalange jusque derrière la tête du premier métatarsien. Cette tumeur est rouge, tendue, de consistance charnue; elle présente deux trajets fistuleux, dont nous avons déjà indiqué la position; ils conduisent le stylet sur des os dénudés. Cette exploration, malgré les plus grands ménagements, fait couler assez de sang, sans provoquer de douleur, indice certain pour nous de la nature fongueuse de l'affection articulaire. Ces fongosités, en effet, qu'elles partent de la synoviale, de l'os ou du tissu conjonctif périarticulaire, sont molles, friables et très-vasculaires; le stylet les déchire facilement et provoque un écoulement de sang dont l'abondance n'est pas en rapport avec la cause qui l'a produit. Le malade, en marchant, n'appuie que sur le talon; les mouvements volontaires de l'articulation sont très-limités et douloureux; les mouvements communiqués font percevoir à la main qui les imprime, une crépitation osseuse indiquant la dénudation des extrémités articulaires rugueuses et privées de leur cartilage. »

« Le diagnostic établi et l'étendue des désordres une fois reconnue, il devenait évident que l'on ne réussirait pas à conserver cette articulation sans opération... Faut-il, en pareil cas, préférer l'amputation à la résection ?... Les avantages sont du côté de la résection, nous l'avons pratiquée le 18 février. Elle ne présenta ni accident, ni complication; la plaie se couvrit de bourgeons charnus et marcha rapidement vers la cicatrisation. On mit, vers le douzième jour, sous la plante, une palette rembourrée dont la pression rapprochait les bords de la plaie et soutenait le gros orteil. La cicatrice, en se formant et en se rétractant, tendait de jour en jour à diminuer l'intervalle qui, au premier abord, séparait les surfaces de section. Au bout d'un

mois la réunion était complète, mais les deux trajets fistuleux primitifs persistaient et le gonflement des parties
molles périarticulaires n'avaient pas diminué d'une façon
sensible. L'application réitérée de pointes de feu et la cau-
térisation des fistules avec le nitrate d'argent firent dispa-
raître petit à petit l'engorgement et diminuèrent la profon-
deur des trajets, qui, deux mois plus tard, étaient oblité-
rés... Aujourd'hui le malade marche sans claudication et
sans même avoir besoin du secours d'une canne. Le pied
toutefois se fatigue encore assez vite. Le gros orteil s'est re-
porté en arrière et présente un raccourcissement de deux
travers de doigt; il a un peu de tendance à se renverser en
dedans; il exécute les mouvements volontaires presque
aussi librement que celui du côté sain. Le malade, qui dé-
sire rester au service, pourra prochainement rejoindre son
corps. Si on l'avait amputé, on aurait été forcé de le ré-
former. »

Avril, 1875.

RAPPORT

Mémoires présentés au concours ouvert par la Société médicale d'Amiens sur cette question :

Des Indications et des contre-indications de l'hydrothérapie et des moyens simples de l'employer à domicile, par M. le docteur LEROY.

Messieurs,

Des indications et des contre-indications de l'hydrothérapie, et des moyens simples qui permettent de l'employer à domicile,

Telle est l'une des questions que, dans sa séance du 5 décembre 1872, la Société médicale d'Amiens mettait au concours pour l'année 1873. Plus tard, une Commission composée de MM. Delaire, Bernard et Leroy, rapporteur, était nommée pour examiner et juger les travaux. Deux mémoires seulement, tout-à-fait différents l'un de l'autre, ont été envoyés en réponse à votre appel. Le premier a été écrit par un médecin très-érudit, qui s'est occupé beaucoup de la question, qui prouve scientifiquement ce qu'il avance, et intercale très-fréquemment des citations de nos meilleurs maîtres dans ses pages savantes. Le second a été fait par un homme qui, depuis de longues années, s'occupe du traitement des maladies par l'eau froide; c'est l'œuvre d'un savant aussi, mais surtout d'un praticien. Celui-là parle surtout d'après son expérience. Il cite à peine quelques écrivains, et n'avance guère que ce qu'il a vu.

Analysons d'abord le premier mémoire, qui porte pour épigraphe cette phrase de Geoffroy : « L'eau froide n'est pas seulement un préservatif, on peut la regarder comme un remède universel propre pour toutes les maladies, et spécifique pour plusieurs d'entre elles. » L'auteur nous fait, en quelques lignes, l'historique du traitement par l'eau, dont l'usage, dit-il, remonte aux temps les plus reculés. En revendiquant la gloire pour notre siècle et notre patrie, il ajoute que c'est surtout depuis les travaux remarquables d'un Français, M. Fleury, que l'hydrothérapie, cessant d'être livrée à un empirisme souvent grossier, est devenue une méthode de traitement véritablement scientifique et rationnelle.

L'auteur divise ensuite son sujet en deux parties, selon l'ordre même de la question. Avant d'entrer franchement en matière, il nous trace une esquisse des effets physiologiques et des effets thérapeutiques de l'eau froide sur le corps humain. L'impression première que font ressentir ses applications est celle du froid. C'est le frisson général accompagné du trouble dans toutes les fonctions. Mais l'immersion ayant été courte, voici bientôt la réaction qui ramène une douce chaleur, la couleur rosée de la peau et le calme de la respiration, et procure une sensation de bien-être, de force, allant quelquefois jusqu'à un certain degré d'excitation. L'auteur montrant une grande érudition, explique scientifiquement les effets du froid sur la circulation. Invoquant l'autorité de M. Marey, et rappelant les expériences de ce savant, à l'aide du manomètre condensateur, il formule avec lui cette loi ; « Que la fréquence du pouls est en raison inverse de la tension artérielle. » Il démontre, avec Claude Bernard, que le pneumo-gastrique tempère l'action du cœur, et avec Brownn-Séquard que : « le froid est de toutes les causes celle qui produit le plus facilement la contraction des vaisseaux par action reflexe. » Après un long exposé scientifique dont la conclusion est que le froid convenablement appliqué tempère et régle la circulation, l'auteur passe en revue les effets thérapeutiques de l'eau froide. « Ce moyen est si puissant, dit Bouchardat, pour modifier la santé et l'éeonomie, que je n'hésiterais pas s'il le fallait à le préférer à la moitié de toute la matière médicale ». — « Le calorique soustrait, ou le froid, disent Trousseau et Pidoux, est le type des sédatifs. L'action immédiate du froid à un certain degré est la sédation, mais cette action immédiate est suivie d'une action opposée qu'on appelle réaction. On peut donc, à l'aide du froid, obtenir une médication tout opposée à la médication sédative, et ainsi considéré, le froid est un des agents les plus efficaces de la médication tonique... Par l'impression brusque que cause sur la peau son application soudaine, il est encore susceptible de la médication perturbatrice. »

La durée de l'application du froid détermine aussi son effet. Il sera excitant si elle est courte, sédatif si elle est prolongée. La percussion ajoute ses effets à ceux de l'eau. On emploie la douche en colonne qui agit avec plus de force, et trouve son indication dans l'atonie du système musculaire et dans les engorgements profonds; la douche en pluie, bornant plus spécialement son action à la peau, convient mieux quand il s'agit de produire une révulsion rapide sur cette membrane ; on emploie encore la douche à jets multiples, la douche en nappe, la douche écossaise.

L'auteur apporte à l'appui de sa thèse, des citations de Grimaud, qui dit dans son traité des fièvres, que l'effet sédatif, l'effet antiphlogistique, l'effet excitant, l'effet tonique, l'effet perturbateur, l'effet révulsif, peuvent être produits par les applications d'eau froide, et il rappelle les expériences de Currie à ce sujet.

L'auteur entre ensuite dans des considérations générales sur les indications et les contre-indications de l'hydrothérapie. Ces indications et contre-indications sont relatives à l'action de l'hydrothérapie elle-même, à la nature des états pathologiques, et aux modifications de ces états suivant leur marche, suivant l'âge et le tempérament des malades, etc. Les principales contre-indications se tirent : 1° des conditions cosmiques, 2° d'un état physiologique ou pathologique du sujet, 3° de la nature de la maladie. Ici encore, l'auteur met en présence les opinions de différents praticiens qui approuvent ou blâment le traitement par l'eau froide contre telle ou telle maladie organique. Tout ce travail montre une grande érudition ; il a nécessité une étude très-sérieuse des meilleurs écrivains, et il met en relief leurs passages les plus saillants.

L'hydrothérapie présente-t-elle des dangers ? « Elle est, dit Schédel, dangereuse d'une manière absolue pour un médecin empirique ; elle n'est dangereuse que relativement pour un médecin instruit. » Les accidents qui peuvent en être la conséquence sont les congestions sanguines, des phlegmasies, des hémorrhagies. Il y a trois causes principales d'accidents : 1° l'application trop longtemps prolongée de l'eau froide, 2° l'application de douches trop fortes ou trop énergiques, 3° le défaut de réaction suffisante dû au mauvais état ou à la mauvaise préparation de l'individu qu'on soumet à l'hydrothérapie.

L'auteur arrive ici à des considérations particulières sur les indications et les contre-indications de l'hydrothérapie, dans les diverses classes de maladies qui sont susceptibles de son emploi. Pour mettre plus de clarté dans cet exposé, il étudie ces diverses maladies relativement aux diverses médications que comporte l'hydrothérapie, et qui sont les suivantes : médication antiphlogistique, médication révulsive, médication antispasmodique et sédative, médication altérante ou résolutive, médication adjuvante, médication reconstitutive ou tonique, médication excitatrice, médication hémostatique, médication hygiénique ou prophylactique. Nous trouvons là, Messieurs, une suite non interrompue de notions scientifiques extrêmement précises, une ligne de conduite basée sur les meilleures autorités ; c'est un tissu très-serré de règles que je ne puis vous exposer en détail à cause de leur concision même. Après avoir passé en revue les différentes maladies contre lesquelles l'hydrothérapie peut être employée en revêtant l'une des formes de médication que je viens d'énumérer, l'auteur indique les procédés les plus favorables à chacune d'elles; eau froide à l'intérieur, enveloppement dans le drap mouillé, affusion, immersion, compresses incessamment mouillées, vessies remplies d'eau froide, frictions d'eau froides faites avec la main mouillée, etc.

Nous arrivons ici à la seconde partie de la question : des moyens simples qui permettent d'employer l'hydrothérapie à domicile. La chose est facile pour ce qui regarde les médications antiphlogistique et sédative. L'auteur indique la manière de pratiquer l'enveloppement dans le drap mouillé, l'affusion, la lotion et l'ablution, l'immersion, la manière d'appliquer les compresses mouillées, les vessies, de donner les bains partiels, les bains de siége, les bains locaux ; il apporte ici une série d'observations de fièvres typhoïdes très-graves traitées par les lotions froides. Lorsqu'on veut produire un effet excitant, l'eau doit avoir une force de projection qui n'appartient qu'à la douche ; la douche remplira aussi les diverses indications des médications révulsive, résolutive, reconstitutive. L'auteur termine son travail en donnant le dessin et l'explication d'un appareil qu'il a imaginé pour l'application des différentes variétés de douches.

En tête du second mémoire, nous trouvons ces mots : « Quod vidi, scripsi. » Ce titre, Messieurs, ne nous a pas paru présomptueux ; à chaque page de ce manuscrit, nous avons rencontré le praticien, peut-être même le spécialiste. Ce travail montre moins d'érudition que le premier. L'auteur n'invoque pas l'autorité des maîtres à l'appui de ce qu'il avance, mais il dit ce qu'il a vu. Avant toutes choses, il indique, d'une façon sommaire, quels sont les procédés opératoires de l'hydrothérapie. Il décrit les appareils dont on se sert généralement dans les établissements, et ceux beaucoup plus simples que l'on peut installer chez soi, dans des proportions en rapport avec la situation et la fortune de chacun. Il fait connaître, entre autres, un appareil fort ingénieux qu'il a établi dans son appartement pour son usage personnel. L'auteur entre ensuite dans des considérations physiologiques touchant l'action de l'eau froide sur l'organisme. Je ne crois pas utile d'en faire ici l'analyse ; plus simples pour la forme, elles sont pour le fond les mêmes que celles du premier travail. Après avoir donné des préceptes extrêmement sages sur la manière de pratiquer l'hydrothérapie, l'auteur indique quelles sont les conditions les meilleures pour produire une bonne réaction. Ces conditions ont trait à : 1° la température de l'eau, 2° la durée de son application, 3° le choc du liquide sur la surface du corps, 4° l'état de l'atmosphère et l'influence du milieu ambiant, 5° l'exercice.

Ces données étant acquises, l'auteur entre dans le cœur même du sujet par les indications thérapeutiques qui découlent du mode d'action des différents procédés hydrothé-

rapiques. C'est une sorte de pathologie générale fort abré-
gée en ce qui concerne la médication. Elle se complète par
les indications pratiques concernant l'hydrothérapie employée comme médication hygiénique et prophylactique, et
comme médication curative chez les enfants, les femmes et
les vieillards ; elle est suivie des restrictions ou des obliga-
tions imposées par les tempéraments, les idiosyncrasies et
les habitudes morbides.

L'auteur arrive ici à une étude générale des maladies qui
peuvent être traitées avec plus ou moins de succès par
l'hydrothérapie, en insérant çà et là quelques observations
ou relations pouvant servir de types. Passant ordinairement
en revue, d'une manière générale, les groupes pathologiques, il s'arrête quelquefois à certaines maladies particulières qui sont justiciables du traitement par l'eau froide.
Ayant fait connaître toutes les indications relatives à la médication, il traite ensuite des contre-indications de cette
méthode, et termine enfin son long travail par un article
sur l'emploi de l'hydrothérapie à domicile, sur ses avantages et ses inconvénients.

Ce mémoire si pratique, Messieurs, a paru à votre Commission répondre parfaitement à la question que vous
avez mise au concours. Nous y avons trouvé des règles de
conduite sûres et justifiées par une longue expérience per-
sonnelle ; la forme en est simple et claire. Nous avons donc
l'honneur de vous proposer, Messieurs, d'accorder à l'auteur de ce mémoire, qui porte pour épigraphe cette devise :
« Quod vidi, scripsi », une médaille d'or de la valeur de
deux cents francs, avec le titre de membre correspondant
qui, d'après notre réglement, revient de droit au premier
prix.

Nous appelons votre attention sur l'érudition que montre
le premier mémoire, et sur le travail qu'il a nécessité. Son

auteur y a fait preuve d'une certaine expérience de l'hydrothérapie, et aussi d'une grande valeur pratique. Nous vous
proposons de lui accorder une mention très-honorable, et
le titre de membre correspondant de notre Société.

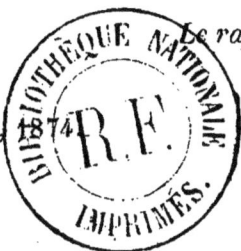

Le rapporteur,

A. LEROY.

Amiens, 5 août 1874.

93